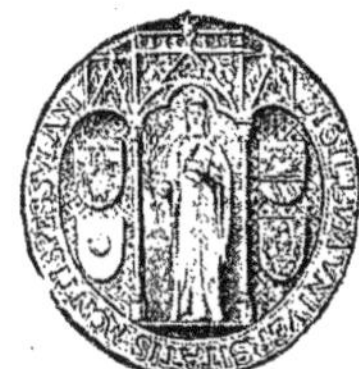

Dʳ G. AILLAUD

De la

Torsion Chronique
du Pédicule

De la Rate Mobile

MONTPELLIER

Firmin, Montane et Sicardi

DE LA

TORSION CHRONIQUE DU PÉDICULE

DE LA RATE MOBILE

DE LA

TORSION CHRONIQUE DU PÉDICULE

DE LA RATE MOBILE

PAR

Gabriel AILLAUD

DOCTEUR EN MÉDECINE

EX-INTERNE DES ASILES PUBLICS D'ALIÉNÉS DES BOUCHES-DU-RHONE
(Concours 1908)

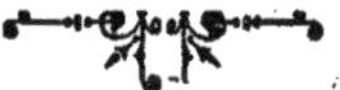

MONTPELLIER
IMPRIMERIE FIRMIN MONTANE ET SICARDI
Rue Ferdinand-Fabre et Quai du Verdanson
1910

A MON PÈRE ET A MA MÈRE

Faible gage de mon affection.

A MES GRANDS-PARENTS

MEIS ET AMICIS

G. AILLAUD.

A MONSIEUR LE DOCTEUR ROUX

DE BRIGNOLLES

A MES MAITRES DES HOPITAUX DE MARSEILLE

A MON PRÉSIDENT DE THÈSE

MONSIEUR LE PROFESSEUR FORGUE

G. AILLAUD.

AVANT-PROPOS

Arrivé au terme de mes études médicales, il m'est agréable d'adresser mes remerciements à tous ceux qui se sont intéressés à moi.

M. le docteur Roux, de Brignolles, dont j'ai eu l'honneur d'être l'élève pendant un an, a bien voulu me donner le sujet de cette thèse ; qu'il reçoive ici l'expression de ma vive reconnaissance.

Pendant mon passage dans les hôpitaux, j'ai été, à des titres divers, l'élève de MM. Laget, Pagliano, Olmer, François Audibert, médecins des hôpitaux ; Delanglade, Acquaviva, Billon, chirurgiens ; je les remercie tous de leur bienveillance.

Interne pendant un an à l'asile d'aliénés de Marseille, le docteur Aymès m'a fourni la douceur de son amitié. J'espère que cette amitié ne souffrira pas de l'éloignement que les circonstances nous imposent.

DE LA

TORSION CHRONIQUE DU PÉDICULE

DE LA RATE MOBILE

INTRODUCTION ET HISTORIQUE

La littérature médicale, muette sur le sujet qui nous occupe, jusqu'en 1869, contient, depuis cette époque, un certain nombre d'observations, presque toutes publiées par des étrangers.

Jusqu'en 1896, cependant, quelques travaux ont été faits en France, mais, depuis cette date, on ne trouve dans les publications françaises pas de travail important sur l'ensemble de la question, et peu d'observations.

Aussi nous a-t-il paru intéressant, à l'occasion d'un cas de torsion chronique du pédicule de la rate, observé dans le service du docteur Roux de Brignolles, à l'Hôtel-Dieu de Marseille, de faire une revue de la question jusqu'en 1896, et d'exposer les faits nouveaux depuis cette date jusqu'à nos jours.

Nous bornerons notre étude aux torsions chroniques, qui nous ont paru évoluer, tant au point de vue de l'anatomie pathologique qu'à celui de la symptomatologie, suivant un mode spécial.

La première mention de torsion du pédicule de la rate mobile est faite en 1869, par Kurns, chirurgien de l'Hôpital Sainte-Elisabeth, d'Anvers, qui l'a constatée au cours d'une autopsie de malade morte d'étranglement intestinal par le pédicule.

Citons ensuite les noms d'Albert, de Vienne, qui, intervenant pour accidents péritoniques, trouve une rate mobile à pédicule tordu, fait la splénectomie et guérit sa malade ; de Bland Sutton, de Prochownitch, qui relatent des cas très détaillés.

De 1894 à 1896, les observations et les travaux se multiplient. Hartman publie un cas très intéressant. Lieffring (thèse de Paris de 1894) consacre un chapitre de son travail sur la rate ectopique à la torsion du pédicule ; Dorfeuille (thèse de Paris de 1894) ; Marcault (thèse de Bordeaux de 1896) ; enfin, Heurtaux, ayant eu à observer un cas des plus intéressants, inspire la thèse remarquable de son élève Bureau. Richelot affirme la possibilité d'une évolution chronique.

Pendant cette période, des observations et des travaux dont nous aurons à nous occuper, sont publiés à l'étranger, par Lawrason, Glascow, Rokitanski.

De 1896 à nos jours, tandis que les observations se multiplient à l'étranger, fixent les notions d'étiologie et de symptômes, en France, on voit peu de cas cités.

Notons les observations de : Pozzi (1903) ; Chandelux (*Lyon Médical*, 1900) ; Cabannes (*Bulletin Médical de l'Algérie*) ; Rivet, de Nanets, (8 janvier 1910) ; tandis qu'à l'étranger nous voyons à citer : Bereznegozky ; Arthur Lewis (1907) ; Orsos Peis (1909) ; Kadygroboff (1908) ; Mac-Donald et Mackoy ; Johnson (1909) ; Petersen ; Archibald Maclaren et Rudoff Mates (1910).

DIVISIONS

Nous suivrons naturellement, au cours de cette étude, l'ordre habituel, c'est-à-dire que nous étudierons successivement l'étiologie, la pathogénie, l'anatomie pathologique, les symptômes, la marche et l'évolution, le diagnostic différentiel, le pronostic et le traitement.

Enfin, nous essaierons de formuler nos conclusions.

ETIOLOGIE

Notre étude portant, non point sur l'ectopie de la rate, mais sur la torsion de son pédicule, nous serons bref sur les causes d'ectopie.

On a signalé comme cause déterminante de cette ectopie, l'hypertrophie, et cette cause a certainement une grande importance. Dans la statistique de Johnson, portant sur 39 cas de torsion, la rate est toujours hypertrophiée. Nous verrons d'ailleurs, quand nous étudierons l'anatomie pathologique, que la rate est toujours hypertrophiée. Encore ne faudrait-il pas prendre l'effet pour la cause, et ne pas considérer comme cause de l'ectopie et, par suite, de la torsion, l'hypertrophie qui peut être l'effet de cette torsion.

Il est une affection qui a été souvent confondue avec la torsion du pédicule de la rate : c'est la torsion du pédicule des kystes de l'ovaire. Quelle est la proportion respective de ces deux complications ?

Pour le kyste de l'ovaire, elle surviendrait dans 8 pour 100 des cas. D'après Lieffring (thèse de Paris de 1894), on verrait dans 30 pour 100 des cas la torsion du pédicule de la rate ectopique. Si l'on ajoute à cela que l'enquête de Lieffring n'a porté que sur les cas de splénectomie, et qu'il néglige les cas assez nombreux où l'on a constaté la torsion au cours d'une autopsie, on doit en conclure que la torsion du pédicule de la rate est bien plus fréquente, relativement, que celle du kyste de l'ovaire.

Il est vrai qu'il est d'autres statistiques, différant beaucoup de celle de Lieffring, celle de Bereznegozky, qui porte sur 560 cas de splénectomie, et n'en trouve que 23 pour torsion.

Quoi qu'il en soit, parmi les causes de torsion, les unes sont adjuvantes, les autres déterminantes.

Comme causes adjuvantes, notons : le sexe, cette affection se manifestant toujours chez les femmes, et, en effet, toutes les observations par nous retrouvées portent sur des femmes ; l'âge, qui est celui de l'activité génitale ; les grossesses répétées, l'usage du corset.

D'une part, on a signalé le gros poids de la tumeur et la longueur du pédicule, un pédicule long favorisant la torsion.

Comme causes déterminantes, les auteurs ont noté surtout :

a) Les mouvements brusques, accidentels ou provoqués ; par exemple le cas où une femme, examinée par des étudiants pour un rein mobile, fit une torsion aiguë du pédicule de la rate ;

b) Les alternatives de réplétion et de vacuité des cavités viscérales voisines de la tumeur : estomac, intestins, vessie.

En effet, quand la rate a perdu ses connexions habituelles et s'est libérée de ses ligaments, elle tend à descendre et plonge au milieu des anses intestinales, où les alternatives de réplétion et de vacuité, ainsi que les mouvements péristaltiques de ces viscères, obligent la rate à subir une accommodation qui amène une modification de situation de ses pôles.

c) La rate ectopique peut, soit rester mobile, soit contracter des adhérences, qui auront un bon ou mauvais résultat, suivant les cas. En effet, s'il se produit des adhérences très étendues, la rate est fixée dans cette nouvelle situation, et ne peut tourner sur elle-même, tandis qu'une adhérence limitée joue le rôle de pivot pour cette même rotation.

d) Signalons encore l'accroissement inégal de la rate. D'ordinaire, c'est le pôle supérieur qui s'accroît le plus et entraîne la bascule de la rate.

Enfin, un pédicule se tord d'autant mieux qu'il est plus grêle.

Dans quel sens se fait la rotation ? Pour la plupart des auteurs, ce serait de haut en bas et de gauche à droite.

ANATOMIE PATHOLOGIQUE

Il nous faut passer en revue les moyens de fixité de la rate pour voir comment se forme le pédicule.

Des divers ligaments qui soutiennent la rate, le moins important est le ligament pancréatico-splénique, repli du péritoine, qui réunit ces deux organes. Il est peu solide, et disparaît dans les cas d'ectopie. Il est d'ailleurs fréquent de le voir manquer ; la queue du pancréas vient alors jusqu'à la rate, et l'on peut trouver, faisant partie du pédicule tordu, le pancréas lui-même, descendu avec la rate et enroulé autour du pédicule, comme le prouvent notamment les observations de Helm et de Ründge. Dans un cas de Rokitansky, le pancréas faisait trois tours de spire autour des vaisseaux.

Le ligament phréno-splénique, ou ligament suspenseur de la rate, est distendu, élongé, parfois déchiré. D'après Klob, cette déchirure serait fréquente dans les rates paludéennes, ce qui permettrait le renversement de la rate en avant.

Le ligament gastro-splénique constitue le pédicule. Il est formé par un repli du péritoine et dans son épaisseur cheminent les vaisseaux de la rate, artère et veines spléniques, ce qui explique que la torsion du pédicule amène la torsion des vaisseaux et des troubles circulatoires.

Ordinairement, le pédicule, en même temps que tordu, est allongé, mais ce n'est pas la règle. Dans un cas de Bland Sutton, le pédicule était tendu et la rate fixée en ectopie par des adhérences. Il suffit de rompre ces adhérences et de détordre le pédicule pour voir la rate reprendre sa place normale.

Dans le cas de Coomans et Cnaep, le pédicule était relâché, ce qui était dû à l'ancienneté de la lésion ayant permis l'adaptation.

La grosseur du pédicule est très variable. Klein a vu un pédicule de la grosseur du pouce, Heurtaux du petit doigt, Hartman l'a comparé au cordon ombilical, ainsi que Bland Sutton ; Prochownicht l'a trouvé large.

Le nombre de tours de spire est habituellement de deux, rarement de trois, jamais plus.

Dans le cas d'Hartman, il y avait deux tours de spire, faits dans le sens des aiguilles d'une montre ; dans le cas de Prochownitch, un tour seulement, ce qui explique qu'il ait trouvé le pédicule large. Orsos Peïs a vu la rate ayant fait une rotation de 360 degrés ; un tour et demi dans le cas de Glascow. Enfin, Kadygroboff a constaté trois tours de spire et croit que c'est habituel.

Quant à la rate elle-même, elle subit des modifications des positions :

a) *De ses faces,* qui peuvent devenir respectivement antérieure et postérieure ; de ses pôles, l'inférieur devenant supérieur et vice-versa ;

b) *De son siège,* qui est extrêmement variable. On trouve la rate partout. C'est la rate voyageuse. On l'a signalée dans la fosse iliaque gauche, dans la fosse iliaque droite, au milieu des anses intestinales, dans la cavité pelvienne, dans le cul-de-sac de Douglas.

Au point de vue anatomopathologique proprement dit, la torsion chronique du pédicule produit des lésions sur :

1° Le pédicule et ses vaisseaux ;

2° La rate ;

3° Les organes voisins.

Les lésions de la rate et du pédicule sont à la fois macroscopiques et microscopiques. Etudions-les séparément.

I. *Pédicule et ses vaisseaux*. — C'est surtout sur les vaisseaux du pédicule qu'agit la torsion. Et ici, il faut distinguer une torsion complète et une torsion incomplète. Ce second cas est habituel dans les torsions chroniques. La circulation artérielle n'est pas interrompue en raison, soit de la position centrale de l'artère (Rokitansky), soit de sa plus grande résistance. Seules les veines sont oblitérées, soit partiellement, soit totalement, et même dans le cas d'oblitération primitivement partielle, elle ne tarde pas à devenir totale par thrombose veineuse. Cette thrombose est signalée par tous les auteurs. En amont de la striction, il se produit une dilatation parfois énorme des veines. Dans le cas de Lawrason, il y avait des veines grosses comme l'intestin grêle.

La torsion du pédicule peut se compliquer de son étranglement par les organes voisins. Dans le cas d'Albert, le pédicule était enserré en deux points, au niveau du hile, et six centimètres plus loin par des bandes conjonctives formées par le bord de l'épiploon, et par la queue du pancréas enroulée trois fois et fixée par des fausses membranes.

D'après Pilliet, les thromboses vasculaires observées si fréquemment, s'accompagneraient d'une endartérite des vaisseaux du pédicule, endartérite consécutive à la thrombose, due elle-même à la gêne de la circulation de retour.

A côté des lésions du pédicule, il est constant d'observer des lésions de la rate elle-même. Mais ici, il faut faire deux parts dans la description des lésions observées, les unes étant la conséquence de l'hypertrophie qui a rendu

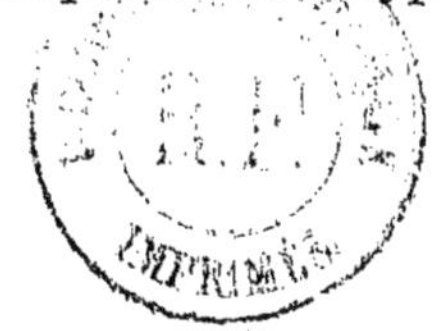

la rate ectopique, les autres, qui seules nous intéressent, étant le fait de la torsion du pédicule.

Ces lésions, qui sont fréquemment absentes dans les cas de torsion aiguë, les accidents péritonéaux ayant éclaté immédiatement et nécessité une intervention urgente, sont constants dans les cas chroniques.

Elles sont d'ailleurs d'origine purement mécanique, et dues à la gêne de la circulation de retour.

Voyons ce que signalent les auteurs :

Hartman : « La rate est turgescente, un peu indurée, sans infarctus, pesant 2.190 grammes. » Quiquerez a trouvé dans la rate des points de sphacèle contenant des cristaux d'hématoïdine. Pilliet signale l'atrophie des corpuscules de Malpighi et la transformation adipeuse ou scléreuse du parenchyme.

La capsule était épaissie, avec des incrustations calcaires dans le cas de Rokitansky. Babeziu décrit la rate « comme une masse gris rouge, putride, dans laquelle nageaient des débris de la pulpe dégénérée ». Glascow la trouva si friable qu'il ne put faire la splénopexie. Gersung signale des foyers nécrotiques.

Dans le cas de Heurtaux, le tiers supérieur est très congestionné, les deux tiers inférieurs altérés, à tissu friable et hépatisé. La capsule manque, elle est restée adhérente au péritoine et aux organes voisins. Il semblait y avoir un début de gangrène et d'élimination des deux tiers inférieurs, car on voit, à leur union avec le tiers supérieur, un sillon d'élimination.

Bureau (in Thèse de Paris de 1896), dit : « Que les veines soient imperméables alors que le sang arrive toujours par les artères, et l'on trouvera des lésions variables, allant de la congestion simple à la rupture et l'hémorragie, sans compter la gangrène. *Premier degré* :

stase passive, sans infarctus hémorragique ; l'organe est augmenté de volume, turgescent, induré.

» La stase au deuxième degré s'accompagne de foyers hémorragiques. Il y a des infarctus, parfois une hémorragie sous-capsulaire. Dans le cas de Maccall, il y avait une hémorragie sous-capsulaire ; dix pintes de sang furent retirées par ponction ; il s'en reforma bientôt huit pintes.

» Au troisième degré, on peut voir la rupture de l'organe. »

Les idées de Bureau sont justes, mais il aurait dû faire des divisions. Il est certain qu'on ne verra pas une rupture de la rate dans un cas de torsion chronique, car avant la rupture il se sera produit d'autres complications.

Voyons les cas modernes :

Dans le cas de Pozzi (Société de Chirurgie, 22 juillet 1903), on trouve, par la laparotomie, une tumeur située entre la vessie et l'utérus, coiffée par l'épiploon, et adhérente. Cette tumeur, rougeâtre, était de volume moindre que la rate, dont elle n'avait pas l'aspect extérieur. A l'examen histologique, on trouve l'aspect du stroma trabiculaire de la rate, sans corpuscules de Malpighi, avec des infarctus jaunâtres. Dans l'ensemble, l'organe avait subi une atrophie.

Dans le cas de Kadygroboff (Chirourghia, 1908, tome XXIII), la rate pesait 1.130 grammes, d'une couleur jaunâtre à la coupe. Toute trace de la structure normale de l'organe avait disparu, mais il y avait des infarctus diffus anciens.

Dans le cas de Mac-Donald et Mackoy (*The Lancet*, 25 septembre 1909), la rate, volumineuse, contenait deux gros infarctus ; les vaisseaux du hile étaient remplis de caillots.

Dans le cas qui nous est personnel, on trouve une tumeur très volumineuse. Le tissu extérieur était très friable, en bouillie, de consistance semi-liquide, de couleur brun-rougeâtre. Il n'y avait pas d'adhérences avec les organes voisins.

A la coupe, la partie périphérique ne rappelle en rien l'aspect de la rate ; elle est très friable et molle ; la partie centrale offre l'aspect du tissu splénique et présente par places des infarctus dont certains paraissent anciens.

A l'examen histologique, nous trouvons un tissu à trame trabéculaire, rappelant donc celui de la rate, mais sans corpuscules de Malpighi. Par endroits, des hémorragies ont détruit le tissu, et l'on trouve des infarctus. Par endroits on trouve de la sclérose.

Autour des artères, restées perméables, il y a de l'infiltration embryonnaire. Les veines sont thrombosées.

Notre opinion est, en résumé, que les lésions sont très variables. Si la torsion se borne à oblitérer les veines, soit directement, soit par un processus de thrombose, nous verrons la rate passer par les phases de congestion passive, puis d'hémorragie intrasplénique, d'où formation d'infarctus, et enfin l'on pourra avoir de la gangrène humide, le sang continuant à arriver par les artères.

Si l'oblitération des vaisseaux se fait de façon lente et progressive, tant au niveau des veines que des artères, nous verrons se produire la déshydratation progressive et l'atrophie de l'organe, comme dans le cas de Pozzi.

La suppuration de la rate n'a jamais été signalée dans les cas de torsion de la rate, à moins qu'il n'y ait gangrène. Or, nous savons que la torsion se produit habituellement sur des rates hypertrophiées fréquemment (1 cas sur 3) par l'infection paludéenne. Doit-on en conclure que dans les cas d'infection paludéenne, la rate, qui d'ordinaire suppure facilement, ne contient pas de microbes ?

Quelquefois, la rate s'entoure de fausses membranes blanchâtres. Elle est presque toujours adhérente aux organes : à l'épiploon (cas de Hartmann), qui était épaissi, rougeâtre ; à l'intestin, au cœcum, à la paroi abdominale. Elle détermine constamment de la réaction péritonéale par frottement. Aussi voit-on l'ascite signalée fréquemment dans les observations (cas de Mac-Donald et Mackay). Du reste, le liquide est peu abondant, ne dépassant pas un litre. Il est susceptible de s'infecter, probablement par pénétration microbienne à travers la paroi de l'intestin (cas de Kurns, abandonné à lui-même ; à l'autopsie on trouve une péritonite suppurée). De même dans le cas de Heurteaux, on trouve quelques cuillerées d'un liquide louche, semi-purulent.

Comme autres lésions de voisinage, on a signalé des altérations de l'épiploon adhérent à la tumeur, épaissi, rougeâtre (Hartmann).

Quelques auteurs ont trouvé de l'étranglement intestinal, dû à la torsion du pédicule. Dans un cas cité par Babeziu, l'intestin était serré entre le pédicule tordu et la colonne vertébrale. Klob signale la compression de la quatrième portion du duodenum contre les vertèbres ; l'estomac était rouge, sombre, gélatiniforme, avec dégénérescence du grand cul-de-sac. Ces lésions de l'estomac ont été vues également par Govseief (cité par Kadygroboff). Le fond de l'estomac était nécrosé, les vaisseaux distendus et nécrosés. Citons encore le cas de Korte, dans lequel il y avait, accolée par des adhérences au pédicule tordu, une anse intestinale présentant des points de gangrène. Il y avait, en outre, de la péritonite généralisée. Dans le cas de Coomans et de Cnaep, il y avait des symptômes d'occlusion intestinale, due plutôt à l'enclavement de la rate comprimant l'intestin, qu'à la torsion du pédicule.

Quelquefois la rate n'est pas restée dans la cavité abdominale, mais est descendue plus bas, dans le petit bassin, et là, contracte des adhérences avec divers organes : l'utérus (Orsos Peïs), le rectum, ou bien descend encore plus bas, soit dans le cul-de-sac de Douglas, soit dans le cul-de-sac vagino-vésical (cas de Pozzi) ; elle contracte alors des adhérences avec la vessie et donne lieu à des phénomènes urinaires : troubles de la miction, sur lesquels nous aurons à revenir, quand nous nous occuperons des symptômes.

PHYSIOLOGIE PATHOLOGIQUE

Après ce chapitre d'anatomie pathologique, il serait normal d'étudier la physiologie pathologique de la rate à pédicule tordu. La torsion de ce pédicule supprimant, surtout dans les cas chroniques, la rate au point de vue fonctionnel, on peut se demander quel en est le retentissement sur l'organisme.

Malheureusement, la rate est un organe à fonctions complexes, dont deux seulement nous sont connues : la fonction hématopoïétique, assez bien élucidée, et le rôle de la rate en tant que glande à sécrétion interne, à peine soupçonnée.

Du reste, le rôle de la rate est sans doute, en cas d'insuffisance ou de destruction de cet organe, rempli parfaitement par d'autres glandes, puisque l'on ne note aucun trouble de l'état général après la splénectomie. En effet, après cette opération, on voit les ganglions lymphatiques s'hypertrophier, et il est probable, bien que les auteurs ne l'aient pas noté, que la même hypertrophie se produit en cas de torsion chronique, avec oblitération totale des vaisseaux.

A titre documentaire et comme simple analogie, nous donnons ci-dessous les chiffres suivants, provenant de deux examens du sang faits après splénectomie pour torsion chronique du pédicule de la rate.

Les premiers sont dus à Heurtaux. Splénectomie le 18 avril :

1° *Numération le 23 avril*

Hématies : 1.420.000.

Rapports des globules blancs aux globules rouges : 1/125 ;

Hémochromomètre de Malassez : 45 au lieu de 120 ;
Souffle anémique.

2ᵉ *Numération le 6 mai*

Hématies : 2.150.000 ;
Globules blancs : 1/225 ;
Hémochromomètre : 72.

3ᵉ *Numération le 17 juin*

Hématies : 2.950.000 ;
Leucocytes : 1/175 ;
Hémochromomètre : 87.

Les règles normales ont été supprimées après l'opération, et sont revenues le 9 juin.

La deuxième numération est due à Archibald Maclaren (de Saint-Paul) :

1ᵉ *Numération, quelques jours après l'opération*

Globules rouges : 4.278.000 ;
Globules blancs : 9.200 ;
Hémoglobine : 66 0/0.

2ᵉ *Numération, quatre mois après*

Globules rouges : 4.000.000 ;
Globules blancs : 2.000 ;
Hémoglobine : 66 0/0.

3ᵉ *Numération, six mois après*

Globules rouges : 4.250.000 ;
Globules blancs : 6.000 ;
Hémoglobine : 73 0/0.

La première de ces numérations nous fournit des résultats plus probants que la deuxième, qui a été faite chez une opérée pour torsion aiguë.

Nous y voyons qu'immédiatement après l'opération le nombre des globules rouges diminue ; on le voit augmenter progressivement. De même, les résultats fournis par l'hémochromomètre de Malassez. Quant aux globules blancs, leur nombre, d'abord inférieur à la normale, s'élève, puis diminue, et devient égal à la normale.

SYMPTOMATOLOGIE

La symptomatologie des torsions chroniques du pédicule de la rate est extrêmement variable. En effet, la torsion s'effectuant lentement, il peut arriver qu'on n'ait aucun symptôme jusqu'au jour où apparaissent brusquement des signes de torsion, qui n'ont d'ailleurs rien de particulier à la torsion du pédicule de la rate.

Dans les cas habituels, cependant, on peut distinguer une période de début et une période d'état.

Le *début* des accidents de torsion est variable, parfois brusque, parfois lent. C'est toujours la douleur qui ouvre la marche. La malade d'Albert souffre après avoir dansé toute la nuit ; celle de Penrose, après un bon repas. Dans le cas de Korte, une malade porteuse d'une tumeur considérée comme un rein mobile, voit, après des examens répétés, cette tumeur s'accroître. En même temps, la face devient pâle, le pouls petit et fréquent, l'abdomen ballonné. La sécrétion urinaire s'arrête. De même, dans d'autres cas, le début est brusque, puis tout rentre dans l'ordre, plus ou moins d'ailleurs, et la torsion évolue suivant un processus chronique.

D'autres fois, même au début, il n'y a pas eu d'accidents, et l'affection est chronique d'emblée. L'observation de Pozzi est un cas typique.

Période d'état. — La période d'état est caractérisée par des alternatives de maladie et de rémission.

La douleur est le plus constant des symptômes. Son siège est très variable, et dans les cas chroniques, assez limité comme étendue. Son maximum d'intensité répond à la rate et, par suite, varie suivant le siège de celle-ci. On a signalé des douleurs dans l'hypocondre gauche, dans les fosses iliaques, dans le petit bassin. Ces douleurs ne sont ni très vives, ni fixes. Il y a des alternatives de souffrance et de repos. Elles s'exagèrent par des causes accidentelles. Quelquefois, par leur siège, elles rappellent des coliques. Exceptionnellement elles sont continues. La malade de Richelot passait au lit la moitié de sa vie.

Quand la rate est dans la cavité abdominale, il est exceptionnel qu'elle comprime des organes, ou que son pédicule étrangle une anse intestinale. Du reste, ce sont là plutôt des complications que des symptômes proprement dits.

Au contraire, quand la rate est dans le petit bassin, il est habituel d'observer des symptômes de compression des organes de ce petit bassin, de même que les accidents de torsion ont le plus de chances de se produire.

Du côté de la vessie, il y a oligurie et pollakiurie. Du côté du rectum, de la constipation. L'utérus ne paraît pas se ressentir du voisinage de la rate. Les règles ne sont pas modifiées, et la femme peut devenir enceinte.

Lors des poussées produites par la torsion, il est presque de règle d'observer des vomissements, d'abord alimentaires, puis gastriques, enfin bilieux. Ils n'ont rien de particulier et sont sous la dépendance de la réaction péritonéale.

La *température* n'est pas le fait de la torsion ; cette torsion s'effectue apyrétiquement, et s'il survient de la fièvre, il faut penser à un début d'infection péritonéale, qui sera confirmée par les signes physiques, et fournira des indications d'opération immédiate.

Signes physiques. — Il est bien évident qu'aucun d'eux ne permet d'affirmer la torsion, et qu'ils sont, d'une part, ceux d'une ectopie splénique, d'autre part ceux d'une réaction péritonéale.

Si l'on recherche la rate, en effet, on ne la trouve pas à l'endroit où elle siège réellement, et on trouve une tumeur qu'on pourrait, en certains cas, affirmer être la rate, en un point variable de l'abdomen ou du bassin.

Il convient donc, en premier lieu, de rechercher si la rate est en position normale ; pour cela, la *palpation* ne fournit pas des renseignements précis.

Au contraire, la *percussion*, pratiquée sur la partie postérieure du thorax, au niveau des dixième et onzième côtes gauches, nous montrera, en cas d'ectopie de la rate, de la sonorité (due à l'estomac), au lieu de la matité normale.

La percussion nous ayant montré que la rate n'est pas à sa place, il y a lieu de procéder à l'examen de l'abdomen.

Parfois, l'inspection montre une tumeur faisant pointer le ventre en avant.

La *palpation* donnera des résultats différents, suivant qu'on procèdera ou non au moment d'une poussée de péritonisme. Dans le premier cas, on trouvera les signes habituels de la réaction péritonéale, c'est-à-dire palpation douloureuse et défense de la paroi. Dans le second cas, on constate, en un point quelconque de l'abdomen, une tumeur plus volumineuse que la rate normale ; cette tumeur est mobile ; quelquefois on sent un bord tranchant. Arthur

Lewis (*British Medical* de 1907) a même senti le sillon formé par le hile. Chandelux (*Lyon Médical* de 1900), palpant pendant l'anesthésie, constata une tumeur non globulaire, mais aplatie, et pensa à la rate, mais le bord était convexe et sans incisures.

La *percussion* au niveau de la tumeur donne de la sonorité par la percussion légère, de la matité par la percussion profonde, dans le cas de Kadygroboff. Dans le cas qui nous est personnel, il y avait de la matité absolue, et cette matité ne changeait pas de siège avec les diverses positions que prenait la malade.

Le *toucher,* dans les cas de rate intra-pelvienne, permet d'arriver sur la tumeur et de constater qu'elle est mobile, même dans les cas où il y a des adhérences, et que son siège est variable, tantôt en avant, tantôt en arrière, parfois dans les culs-de-sacs latéraux.

L'évolution de cette affection varie suivant les cas. Abandonnée à elle-même, on peut voir ses symptômes disparaître peu à peu, et ne constater son existence que lors d'une autopsie, ou bien aboutir à la mort. Cette dernière éventualité ne s'est produite qu'autrefois, lorsqu'on ignorait l'existence de cette affection ; nous en voyons un exemple dans le premier cas connu dans la littérature médicale, celui de Kurns, où, à l'autopsie d'une malade morte au quinzième jour d'un étranglément intestinal, on constata que cet étranglement était dû au pédicule de la rate tordu, et qu'il y avait, en outre, de la péritonite suppurée.

Entre ces deux éventualités extrêmes, guérison et mort, il y a place pour les cas nombreux où la malade, après avoir souffert longtemps, se décide à se faire opérer.

En somme, parmi tous les symptômes que nous venons

d'énumérer, il n'y en a aucun de pathognomonique, mais dorénavant, en présence des signes ci-dessus décrits, et qui ne sont pas particuliers à l'affection, il faudra y songer et procéder méthodiquement à l'exploration de la rate.

DIAGNOSTIC DIFFERENTIEL

Dans sa thèse de 1896, Bureau constatait que le diagnostic de torsion du pédicule de la rate n'avait jamais été fait, et tout en reconnaissant qu'il était très difficile, d'autant plus qu'on songe rarement à cette affection, vu son peu de fréquence, il ajoutait que, dans certains cas chroniques, ce diagnostic pourrait être fait en se basant surtout sur la douleur et le prompt accroissement de la tumeur.

La constatation de Bureau reste vraie ; le diagnostic de torsion du pédicule de la rate n'a jamais été fait qu'après la laparotomie, et il n'est pas de tumeur de l'abdomen ou du bassin qui n'ait été prise pour une rate tordue.

C'est qu'en effet le problème est double : il faut prouver l'ectopie d'abord, la torsion ensuite.

L'erreur commise le plus souvent a été de diagnostiquer un kyste de l'ovaire tordu. Il y a, en effet, de nombreux points de contact : tumeur volumineuse dans les deux cas, mobile par rapport à l'utérus, facilement accessible par le toucher vaginal, donnant lieu aux mêmes phénomènes généraux et péritonéaux. On a même signalé, dans le cas qui nous est personnel, la malade comme ayant le faciès péritonéal.

Comme différences, signalons que la tumeur est régulière, lisse, arrondie, dans le kyste de l'ovaire, aplatie, avec un pôle plus volumineux que l'autre, et des incisures le long de ses bords, dans la rate ectopique. Enfin, la recherche des antécédents personnels nous montrera souvent, dans cette dernière affection, le paludisme.

Les tumeurs du ligament large, prises plusieurs fois pour la torsion du pédicule de la rate, donnent rarement naissance à des phénomènes péritonéaux.

La torsion du pédicule du rein mobile ne sera pas prise pour une torsion chronique du pédicule de la rate. Les accidents sont aigus.

COMPLICATIONS

La complication la plus habituelle est l'hémorragie, qui se produit presque constamment, et est habituellement intracapsulaire. C'est elle qui donne lieu aux infarctus signalés par tous les auteurs.

Parfois cependant, on a trouvé des caillots à la surface de la rate (Albert). Ceci est dû à ce fait que les artères restent perméables alors que les veines ne le sont pas. Il s'ensuit une augmentation de pression dans l'organe, pouvant amener la rupture de la capsule.

Quoi qu'il en soit, les symptômes de l'hémorragie splénique n'ont rien de particulier ; comme elle est d'ordinaire peu abondante, surtout dans les cas chroniques, elle donne lieu à peu de phénomènes généraux. En somme, elle n'est pas d'une intensité à compromettre l'existence, ou même à commander l'intervention, car elle passe en général inaperçue.

Elle agit plutôt mécaniquement, comme agent de nécrobiose de la rate, et secondairement, comme point de départ de l'infection.

Notons ensuite la *gangrène* de la rate, soit totale, soit partielle, et le plus habituellement humide ; comme exemple de cette complication, nous voyons le cas de Gersung, où l'on trouva, à l'autopsie, de grands et petits foyers nécrotiques péri-veineux. Les artères étaient restées perméables.

Cette gangrène restera latente jusqu'au moment où elle donnera naissance à de la *suppuration* de la rate, suppuration amorcée le plus souvent par des microbes venus de l'intestin, à travers la paroi. Ce passage à la suppuration s'annoncera par un frisson, une élévation de température, et l'infection rapide du péritoine, avec péritonite suppurée, d'où mort rapide.

Le type de la fièvre dans les suppurations de la rate est le type hectique, avec de grandes oscillations à maxima survenant dans la journée. Il faut intervenir immédiatement.

L'*étranglement intestinal* survenu dans le cas cité par Coomans et de Cnaep, présente les signes habituels, sans rien de particulier tenant au pédicule de la rate.

PRONOSTIC

En dehors de cas exceptionnels, cette affection n'a aucune tendance à guérir spontanément, et si l'on n'intervient pas, la mort surviendra presque fatalement, le plus souvent par péritonite, rarement par hémorragie splénique et rupture de la capsule. C'est dire que le pronostic, particulièrement sévère pour les anciens auteurs, qui opéraient peu, l'est encore assez actuellement.

Il tend d'ailleurs à devenir de plus en plus favorable, et le serait tout à fait si l'on faisait le diagnostic ailleurs que sur la table d'opération.

On pourrait alors, dans les cas chroniques, opérer à froid, comme l'appendicite, et cette opération serait tout à fait bénigne.

Du reste, les suites opératoires sont ordinairement heureuses, l'ablation de la rate ne donnant naissance à aucun accident ultérieur chez les opérées.

Nous donnons ci-dessous quelques statistiques concernant le pronostic de cette affection ; il est regrettable que les auteurs n'aient pas mis à part les cas chroniques ; les statistiques seraient certainement plus favorables.

D'après les auteurs russes, Stierlin et Bereznegowsky, le pronostic serait très grave.

La mortalité au cours de splénectomies pour rate mobile simple, serait de :

6,25 pour 100 pour Stierlin ;

7,5 pour 100 pour Bereznegowsky.

Dans les cas de torsion du pédicule de la rate mobile, la mortalité au cours de la splénectomie serait de 43 pour 100 pour ces deux auteurs.

La statistique de Richmond Johnson (*Annals of Surgery*, juillet 1908) est plus détaillée et accuse une mortalité moindre.

Johnson étudie à part les rates malariennes à pédicule tordu, et les rates à hypertrophie simple et également pédicule tordu.

A. — *Hypertrophie simple*

Avant 1890. — Johnson trouve 5 cas, avec 1 guérison et 4 morts.

De 1890 à 1900. — Johnson rapporte 11 cas avec 7 guérisons et 4 morts.

De 1900 à 1908. — 11 cas sans mort.

B. — *Rate malarienne*

Avant 1890. — 2 cas dont 1 suivi de guérison et l'autre de mort.

De 1890 à 1900. — 3 cas, dont 2 guérisons et 1 mort.

De 1900 à 1908. — 7 cas sans aucune mort.

TRAITEMENT

Nous ne citons que pour mémoire les vieux procédés, employés surtout contre l'ectopie de la rate, et d'ailleurs inefficaces : le massage, la faradisation, le port d'un bandage spécial, les injections de strychnine, de morphine, dans le tissu splénique.

Quelques auteurs (Brown, Bland-Sutton, Glascow) ont eu recours à la splénopexie. Dans le cas de Brown, la malade mourut quelques mois après, de thrombose des veines mésentériques. Dans les deux autres cas, après une splénopexie, facile dans le cas de Glascow, spontanée dans celui de Bland-Sutton, puisqu'il suffit de détordre le pédicule pour voir la rate revenir en place ; la torsion récidiva quatre mois après dans le second cas, deux mois après le premier, et nécessita la splénectomie, suivie de succès.

Cette opération constitue donc le traitement de choix. Elle est, en général, facile, et les suites opératoires sont simples.

Dans les cas chroniques surtout, la rate a été supprimée progressivement, au point de vue fonctionnel, par la torsion, et au moment de l'opération son rôle est rempli par les ganglions lymphatiques. Il convient donc d'opérer, et l'opération devra être pratiquée d'urgence, dans les cas où la température, la défense de la paroi, les phénomènes généraux, pourront faire craindre une infection péritonéale.

Les difficultés de l'opération peuvent tenir à la présence d'adhérences, difficiles à rompre sans danger de rupture pour les organes adhérents, intestins surtout, ou à l'hémorragie abondante, surtout dans les cas de rates leucémiques, qui, pour les anciens auteurs, étaient une contre-indication absolue à la splénectomie. Il n'en est plus de même actuellement, grâce aux perfectionnements de l'hémostase. Il convient donc d'être prudent dans le clivage des adhérences et de manier le pédicule avec prudence, car, parfois, la simple détorsion a suffi à le rompre (Malins). Le lier le plus loin possible de la rate, de façon à ne pas laisser flotter dans l'abdomen un long cordon susceptible de s'enrouler autour des viscères et de donner naissance à des phénomènes d'étranglement.

OBSERVATIONS

A. — Observations de torsion du pédicule de la rate reconnues à l'autopsie

OBSERVATION I

Cas de Kurns. Hôpital Saint-Elisabeth (Anvers), 1869.
(Cité par Heurteaux)

A l'autopsie d'une femme morte au quinzième jour d'une péritonite due à un étranglement intestinal, on trouve du pus dans le petit bassin où se trouvait la rate hypertrophiée et dont le pédicule était tordu deux fois sur lui-même.

OBSERVATION II

Cas d'Albert (de Vienne), Heurteaux, *Bull. Soc. de Chirurg.* du 11 avril 1894

Une femme entre à l'hôpital, pour accidents péritoniques. On la décide à l'opération et après une laparotomie médiocre, on trouve un litre de liquide ascitique, et la rate hypertrophiée, située dans la fosse iliaque droite, avait contracté des adhérences avec les parties molles. Ce pédicule était tordu deux fois sur lui-même, dans le sens des aiguilles d'une montre.

Splénectomie. — Guérison sans accidents.

La rate pesait 2.700 grammes et contenait des infarctus.

B. — Rates déplacées à pédicule tordu. Splénectomie

OBSERVATION III

De Heurteaux (de Nantes), *In* Thèse de Bureau. Paris, 1896

Une jeune fille de Vendée, âgée de 17 ans, entre à l'Hôpital de Nantes, le 10 août 1893, pour une tumeur du ventre. Pas de maladie antérieure, notamment, pas de fièvres intermittentes, mais il y en a dans le pays qu'elle habite. On ne trouve dans ses antécédents, ni traumatismes, ni chutes. Réglée depuis un an seulement, elle a eu d'abord quatre époques régulières peu abondantes, un peù douloureuses. Puis, pendant plusieurs mois, les règles ont manqué. Il y a deux mois, au moment d'une époque, les règles sont revenues abondantes, au point de constituer une véritable perte qui a duré huit jours.

Par la suite de cette époque, la jeune fille a pu reprendre pendant quinze jours, ses occupations.

Il y a un mois, au moment où les règles auraient dû reparaître, Yvonne C... a éprouvé une vive douleur au niveau de la fosse iliaque droite. On découvre alors dans cette région, une tumeur, d'abord de petit volume, grosse comme un demi-œuf, mais qui en quatre jours, prend un assez grand développement.

En même temps, il y eut de la fièvre et quelques vomissements. Depuis, elle a toujours souffert, et à peu près chaque jour, elle a eu de la fièvre.

A son entrée, le 10 août, on est frappé de sa pâleur et de son amaigrissement.

A l'examen du ventre ; à l'inspection, on voit une tumeur qui fait saillie dans la moitié droite de l'hypogastre. Au palper, on sent une tumeur arrondie, ferme, non fluctuante, douloureuse, qui présente les limites suivantes :

En haut, elle remonte au niveau d'une ligne transversale passant par l'ombilic ; en bas, elle s'enfonce dans l'excavation pelvienne ; à droite, elle est appliquée directement sur la fosse iliaque ; à gauche, elle atteint ou même dépasse de peu la ligne médiane. De ce côté gauche, la tumeur a la forme d'un bord-mousse, épais, au-dessous duquel il est possible d'enfoncer un peu les doigts. La motilité de la tumeur est absolument nulle.

Ces explorations sont douloureuses, surtout à la partie moyenne de la tumeur.

A la percussion, la matité de la région malade est complète, partout ailleurs le ventre a la sonorité normale.

Le toucher vaginal fait reconnaître un col sain, de petit volume ; l'utérus est peu mobile. Dans le cul-de-sac antérieur et dans celui du côté droit, on sent l'extrémité inférieure de la tumeur, mais celle-ci ne fait pas bomber les culs-de-sac.

La miction est irrégulière, les garde-robes assez faciles. On ne trouve rien du côté des autres organes.

Le pouls est faible et fréquent.

La température, dans les jours qui ont précédé l'opération, a oscillé entre 37°2 et 38°6, les élévations se produisent tantôt dans la journée, tantôt le soir.

Plusieurs chirurgiens examinent la malade : la plupart croient à une hématocèle, l'un d'eux à un hématosalpinx.

Pendant les huit jours qui ont précédé l'opération, on a pu constater une notable augmentation de la tumeur. Etat général mauvais ; pâleur, grande faiblesse, inappétence absolue.

Laparotomie, le 19 août 1893. Incision médiane, commençant à 2 centimètres au-dessous de l'ombilic et s'étendant jusqu'au pubis. Le péritoine est adhérent à la tu meur, très épaissi. Quand on le décolle de côté et d'autre, il sort du sang noirâtre et à un moment, un peu de liquide grisâtre, d'apparence puriforme.

La tumeur étant découverte, on voit une masse rouge foncé, paraissant être la rate. On la décolle complètement, et l'on reconnaît alors ce qui suit :

La rate tombée dans la fosse iliaque droite a tourné de trois quarts de cercle, de gauche à droite. L'extrémité supérieure, tombée en arrière, adhère au ligament large. L'extrémité inférieure regarde l'ombilic. Le bord droit est à gauche et vice-versa.

Il y a donc eu à la fois torsion et culbute. Le pédicule est gros comme le pouce, très tendu.

L'épiploon adhère à la partie supérieure de la tumeur, est lié et coupé.

Deux anses d'intestin grêle adhèrent à la rate ; de même le cœcum et l'appendice présentent en arrière quelques adhérences facilement détruites.

Après l'opération, la malade reste faible, d'une pâleur extrême, avec tendance à la syncope. Le pouls est petit et fréquent. Le soir de l'opération, température 38°9.

Le lendemain et le surlendemain, elle varie de 37°6 à 38°1. Après quarante-huit heures, les pièces du pansement sont tachées par un liquide rosé ; le ventre est plat, non douloureux.

La malade très faible, agitée, ne pouvant rien prendre, succombe trois jours après l'opération.

A l'autopsie, pratiquée vingt-quatre heures après la mort, on trouve seulement une ou deux cuillerées de sérosité purulente enkystée aux environs du cœcum.

Des fausses membranes très épaisses entourent cette portion de l'intestin et les anses intestinales voisines. Nulle part ailleurs on ne trouve de traces de péritonite.

Le pédicule de la rate est retrouvé à la partie supérieure gauche de l'abdomen, tout près du grand cul-de-sac de l'estomac. Ainsi, l'on peut expliquer le déplacement de la rate par un excès de longueur de son pédicule.

Examen de la rate. La rate pèse 615 grammes.

La mensuration donne : longueur, 18 centimètres ; largeur, 11 centimètres ; épaisseur, 7 centimètres.

Son tiers inférieur qui, en réalité, présentait le tiers supérieur de l'organe culbuté, offre à peu près son aspect normal, sauf un peu de congestion. Sa place est lisse.

Les deux tiers supérieurs, au contraire, sont altérés. Le tissu sphérique montre à la coupe un tissu plus compact, mais aussi peu friable, hépatisé en quelque sorte. La capsule de cette zone manque dans une grande étendue, car elle est restée adhérente au péritoine pariétal et aux organes voisins, par suite de la péritonite qu'avait suscitée la torsion du pédicule et sans doute aussi parce que les connexions entre la capsule et le tissu splénique avaient perdu une partie de leur résistance.

Chose singulière, il semblait y avoir tendance à la nécrose et à l'élimination de la portion de rate enflammée, car on voit fort bien, non seulement à la surface extérieure de l'organe, mais aussi sur la coupe longitudinale de la pièce, à l'union du tiers inférieur avec ses deux tiers supérieurs, une sorte de sillon qui tend à séparer la partie malade de celle qui était à peu près saine.

OBSERVATION IV
Bureau, *In* Thèse de Paris, 1896.

A. S..., ménagère, âgée de 40 ans, célibataire. A souffert souvent de la fièvre intermittente.

Depuis plusieurs années, elle aurait une hernie inguinale du côté droit. Mais les renseignements qu'elle fournit sont vagues, souvent contradictoires, et ne méritent guère de confiance.

Les selles ayant été depuis quelques jours rares et difficiles, elle ressent, le 15 mars 1869, une douleur fort vive, avec élancement dans la région de l'aine droite; bientôt surviennent des nausées et des vomissements très liquides, jaunâtres, à odeur stercorale. Un médecin fait le taxis sur la prétendue hernie et, au dire de la malade, réussit à la faire entrer. Le lendemain, 6 mars, la malade est envoyée à l'hôpital. Une heure avant son arrivée, elle a encore eu un vomissement stercoral.

Voici son état lors de son entrée : les traits sont décomposés, la bouche est sale et exhale une odeur fétide ; le pouls est faible et intermittent ; tout le corps est froid. Elle a le sentiment d'une faiblesse extrême et accuse une douleur fixe dans la fosse iliaque. L'anneau inguinal dilaté est libre. Au niveau de la fosse iliaque droite, on constate une tumeur dure, bien circonscrite, grosse comme le poing, si peu fixe qu'elle se meut avec la masse intestinale. La pression sur la tumeur n'augmente pas la douleur.

A l'aine, on découvre une petite tumeur élastique, peu mobile et qui passe pour un ganglion engorgé. Le ventre est ballonné ; on voit se dessiner le contour des intestins ; il y a douleur à la pression, on administre des boissons abondantes, onctions mercurielles de belladone, cataplasmes sur le ventre.

Le 17, la malade présente les mêmes symptômes, on continue le traitement précédemment indiqué, on fait en outre appliquer les sangsues sur la tumeur, calomel à l'intérieur, potions huileuses, lavements émollients et lave-

ments d'infusion de tabac. La constipation se maintient
opiniâtre.

Du 18 au 22, les vomissements fétides persistent. Fièvre
modérée le matin, avec exacerbation dans la soirée. La
tumeur iliaque persiste sans changer de caractère.

Le 22, on y applique un cautère ou caustique de Vienne
L'exploration du fond du cautère ne fait rien découvrir
qui puisse éclairer le diagnostic.

Du 23 au 30 mars, la malade n'ayant pas eu de selles
malgré l'administration réitérée d'agents purgatifs, et
continuant à présenter des vomissements stercoraux, s'affaiblit considérablement ; la fièvre hectique achève de l'é-
puiser. La tumeur reste la même, et, malgré bien des ef-
forts, on ne parvint ni à reconnaître sa nature, ni à fixer
son siège. La femme succombe le 4 avril.

Autopsie. — A l'ouverture du ventre, on constate des
adhérences celluleuses lâches, unissant l'épiploon et les
intestins entre eux. Dans beaucoup d'endroits, et surtout
dans le voisinage du cœcum, des flocons de pus crémeux
et épaissi sont déposés sur l'enveloppe séreuse. Dans la
fosse iliaque droite, au niveau de la tumeur qui proémi-
nait à l'extérieur, on remarque un corps arrondi du volume
de deux poings réunis, à surface lisse, d'aspect glandu-
laire, recouvert d'une enveloppe fibreuse. Des adhérences
pseudo-membraneuses fixent le corps à la paroi abdominale en avant, et dans tout le reste de son pourtour, aux
intestins qui l'avoisinent. Les attaches sont assez fortes
surtout à la face postérieure. L'incision fait apparaître
le contenu, dans lequel on reconnaît la boue de la rate
un peu plus molle qu'à l'état normal, et d'une coloration
plus foncée, brune-noirâtre. La forme aussi fait reconnaître l'organe. Mais son volume est au moins double de celle

d'une rate ordinaire, ce qui trouve son explication dans les atteintes antérieures de fièvre intermittente et peut-être aussi dans la compression que subissent les veines spléniques. Celles-ci sont réunies avec l'artère dans un cordon assez épais se dirigeant obliquement à travers les anses intestinales vers l'hypocondre gauche. Détachant la tumeur de la paroi abdominale, on constate, sur la face antérieure, au niveau de l'orifice formé par le cautère, une ouverture dans l'enveloppe de l'organe au travers de laquelle apparaît le contenu de celui-ci. Du hile part le cordon déjà mentionné, contenant les vaisseaux spléniques qu'on peut poursuivre jusque dans l'hypocondre gauche, où leurs troncs prennent leur origine normale. Ce cordon, de l'épaisseur du petit doigt, est plutôt relâché que tendu, il est contourné plusieurs fois sur lui-même.

Cette faible tension et la forte épaisseur du cordon prouvent que si la rate n'a pas toujours occupé l'endroit où on la trouve, le déplacement, du moins, dure depuis long-temps. L'estomac et presque tout l'intestin grêle jusque près du cœcum contiennent une quantité considérable de liquide jaune, trouble, très fétide. L'intestin grêle est énormément distendu jusqu'à une distance assez rapprochée de son embouchure dans le gros intestin, il atteint un volume bien supérieur à ce dernier. En plusieurs endroits, il présente une coloration noirâtre, grise ardoisée, surtout vers la portion terminale où il passe derrière la rate. Ayant déplacé celle-ci avant l'examen du tube intestinal, nous n'avons plus pu constater si par son enclavement dans le flanc droit, elle n'a pas exercé sur l'intestin passant derrière elle une compression assez forte pour empêcher le passage des matières ; toujours est-il que c'est à l'endroit correspondant que se termine cette

forte dilatation et que se remarquent surtout ces adhérences du tissu cellulaire noirâtre.

Le gros intestin a conservé son volume normal. Le cœcum renferme encore quelques matières fécales assez con-
sistantes contrastant fort avec le contenu très fluide de
l'intestin grêle. L'anneau inguinal postérieur ne présente
rien de particulier, on n'y découvre pas de traces d'une
hernie qui aurait préexisté.

Observation V

Bureau, *In* Thèse de Paris, 1896.

Femme de 31 ans, habitant au quartier paludéen de
New-York. Il y a dix ans, elle a souffert de fièvres pa-
lustres avec anasarque et ascite d'une durée de neuf
mois. Il y a six ans, elle réaccouche d'un enfant qui meurt
au bout de deux mois avec une tuméfaction de la rate.
Quelque temps après elle perd de la même manière un
autre enfant. Il y a trois années et demi, elle accouche nor-
malement de son septième enfant. Rien de particulier à
ce moment, mais trois mois après elle est prise de douleurs
vives dans la région splénique et constate la présence
d'une tumeur qu'elle compare à une tasse de thé. On
pense à une affection de la rate. Cette tumeur se développe
en bas et à droite, affectant une forme variable, tantôt
ronde, tantôt ellipsoïde, tombant vers la droite lorsqu'elle
se tourne de ce côté. On la traite à Chicago pour une tumeur utérine. Au moment des règles, la tumeur augmente
de volume pour diminuer ensuite. Depuis trois mois, elle
s'affaiblit, souffre de douleurs dans l'hypocondre droit,
tant qu'elle est obligée de garder le lit.

Le 24 septembre 1875, elle entre à l'Hôpital Mont-Sinaï.

Elle a, à ce moment, des selles sanguinolentes (c'est une hémorrhoïdaire), de l'amaigrissement, de l'affaiblissement, des sueurs nocturnes et de la fièvre. De temps à autre, elle a des épistaxis. On pense à un lymphadénome de l'épiploon.

La tumeur a le volume d'un utérus à terme ; elle est dure, élastique, mate, parfaitement mobile, présente au milieu de son bord supérieur une encoche profonde et en bas une forme arrondie. L'utérus est mobile, indépendant de la tumeur. Les membres inférieurs sont œdématiés. Pas de cylindres urinaires, mais un peu d'albumine. Les avis sont partagés entre un adénosarcome de l'ovaire gauche et une rate augmentée de volume.

Le 3 décembre, nouvelle consultation. La tumeur a la forme d'un croissant à concavité en haut et à gauche, à convexité en bas et à droite. Son bord inférieur présente deux incisures qui rappellent celles du foie. Pas de matité splénique dans l'hypocondre. Pas de leucocythémie.

Le 18, la malade est très affaiblie par suite d'épistaxis répétées. Elle meurt le 27.

A l'autopsie, on trouve une rate énorme et tordue, le hile est en haut et à gauche. La surface de l'organe est lisse. sa consistance solide, son poids d'environ douze litres. Le foie est granuleux. Il y a dans l'abdomen un peu de liquide ascitique.

OBSERVATION VI

Bureau, In Thèse de Paris, 1896.

Je vous présente une pièce d'autopsie, une rate mobile dont le pédicule s'est tordu et a occasionné un ileus en comprimant sous lui une anse intestinale. Voici brièvement l'histoire clinique du cas : Une femme de 32 ans remarquait déjà depuis quelques années une tumeur flottante dans la partie gauche de l'abdomen. Examinée par différents gynécologues, elle fut traitée pour une rétroflexion utérine, et sa tumeur fut toujours considérée comme un rein mobile gauche.

A la suite d'un nouvel examen gynécologique et de l'application d'un pessaire, elle tomba malade le 22 février 1892, ressentant de violentes douleurs dans le ventre. Les collègues s'assurèrent que le pessaire était bien en place, et que l'utérus n'était nullement en cause ; par la même occasion, on imprima différents déplacements à la tumeur ; on la repoussa avec certaine force en bas sans cependant déterminer de douleur pendant toutes ces manipulations. La nuit suivante survinrent des douleurs insupportables qui nécessitèrent de fortes doses de morphine.

Du 25 au 26, la tumeur, antérieurement de la grosseur d'un petit poing, augmenta considérablement de volume. Le 27 février, je vis la malade. Elle était pâle, le pouls était rapide. L'abdomen ballonné, on avait l'impression d'une hémorragie interne.

La sécrétion urinaire se trouvait diminuée, circonstance qui fortifia le confrère, étant donné le diagnostic antérieur « Rein mobile », dans l'idée d'une hydronéphrose.

A l'examen, je trouvais dans le côté gauche une tumeur qui s'étendait vers la ligne médiane jusqu'à la ligne blanche, en dehors jusqu'à la ligne axillaire, en bas jusqu'à l'entrée du bassin, en haut jusqu'au rebord costal. Elle était très sensible, dure, ne présentant point de fluctuation.

Derrière la tumeur, vers les lombes, je constatais encore la sonorité intestinale, de sorte que, même avant la ponction, j'excluais toute idée de tumeur rénale !

Je fis cependant une ponction et ne ramenais que du sang. Il ne s'agissait donc nullement d'hydronéphrose. Il était impossible de faire un diagnostic ; je pensais qu'il s'agissait peut-être d'un kyste du mésentère ou d'un kyste de l'épiploon dans lequel se serait fait une hémorragie expliquant l'état grave de la maladie.

La sécrétion urinaire, je ferai remarquer, bientôt après se rétablit assez abondante. La malade se remet un peu. La tumeur devint plus dure, plus ferme, si bien que nous crûmes qu'il s'agissait d'un extravasat sanguin en voie de résorption. Le 5 mars seulement, survinrent les éructations et bien vite après les symptômes péritoniques. On fit alors des lavages intestinaux, on plaça une canule élevée dans le rectum par laquelle s'évacuèrent gaz et matières. Tout d'abord la malade éprouva un soulagement, mais qui ne fut que passager. Les intestins ballonnèrent d'une façon considérable et la malade mourut le 8 mars de péritonite et de collapsus.

L'autopsie révéla des particularités des plus intéressantes. Tout d'abord, il existait une péritonite manifeste avec exsudat putride en abondance, comme on s'y attendait d'après les symptômes. La tumeur qui avait quelque peu diminué pendant le traitement était la rate que je vous présente. Elle s'était tordue sur son axe de deux tours et demi, de sorte que le pédicule était absolument tordu. Les vaisseaux du pédicule sont durs au toucher.

A la coupe, on voit tous les vaisseaux du pédicule thrombosés. La rate était fixée à sa place par des adhérences solides en haut et en bas à droite. Au-dessous de l'extrémité supérieure de la rate entre les adhérences et le pédicule tordu se trouvait une anse intestinale fortement étranglée présentant déjà un point de gangrène au niveau du sillon de compression. De là venait la péritonite.

Ce cas est très intéressant. Jusqu'ici, on n'en a observé que deux semblables, où une rate se soit tordue sur son axe, où un infarctus hémorragique de l'organe soit survenu et où l'intestin ait été étranglé au point d'amener un ileus.

Observation VII

Prochownick (Résumée).

Femme de 41 ans, 15 accouchements, 4 avortements, vient consulter pour des pertes rouges continuelles. La malade éprouve de la lourdeur dans le ventre et une tension douloureuse à la base du thorax. Dilatation, curetage, lavage de l'utérus. Pendant l'anesthésie, on constate une tumeur indépendante de l'utérus, mobile et peu sensible. Sa forme, l'absence de matité splénique, font penser à une rate mobile. Pendant plusieurs semaines, on essaie en vain par des bandages, pelotes ou pessaires de soulager la malade qui a en outre des troubles de la marche, soit du côté droit, soit du côté gauche.

Laparotomie : Rate de 21 centim. 15, pédicule large, tordu sur son axe d'un demi tour. Après détorsion, le pédicule se raccourcit fortement et diminue de moitié par suite de son élasticité. Ligature séparée des vaisseaux. Guérison complète.

Observation VIII

Lawrason (Résumée).

Femme de 31 ans, mariée depuis 16 ans, 6 enfants dont le plus jeune a 3 ans. Jamais de fausse couche. Bonne santé habituelle, sauf métrorrhagies, une il y a 6 ans, plusieurs autres dix mois plus tard.

Il y a 4 ans, habitant un pays paludique, elle commença à souffrir de fièvres chaque année.

Il y a 2 ans, elle commença à souffrir de fortes douleurs dans le dos, les côtés et le bassin. La santé générale s'altéra rapidement, les règles devinrent abondantes et douloureuses ; céphalalgies, nausées, insomnie, inappétence. A son entrée, le 12 mars 1888, la malade se plaignait de douleurs pelviennes, surtout du côté gauche. Station debout et marche pénibles.

Utérus très augmenté, en rétroversion, col hypertrophié, décliné et dur. L'utérus remontait jusqu'à l'ombilic, était dur, sensible et parfaitement mobile. On pose le diagnostic de fibrome et on a recours à une médication électrique ; au bout de cinq semaines de traitement, l'utérus avait diminué de volume. Le 13 mai, à la suite d'une course, la malade est prise d'une douleur lancinante et intolérable dans le côté gauche, douleur qui ne put être calmée que par la morphine.

Le 14 mai, on trouve, à gauche de la ligne blanche, une tumeur ayant l'aspect d'une rate hypertrophiée, distincte de l'utérus, mobile, réductible jusqu'au-dessous des côtes gauches. On cesse le traitement électrique ; quinine.

Un mois plus tard, les douleurs sont plus continues.

Le 2 août, laparotomie : la rate apparaît immédiatement ; son pédicule, long de 8 pouces, est tordu ; par suite de ce fait, la circulation de retour est interrompue et les veines atteignent la grosseur de l'intestin. Section du pédicule, ligatures séparées, guérison. Rate de 54 onces 1/2, 12 pouces 1/2 de long, 7 de large, 4 d'épaisseur.

Observation IX

Docteur Hoffiard Füssel (Résumée).

Une femme de 50 ans souffre pendant un an d'un sentiment de tiraillement fatigant, pénible dans le côté gauche ; après un bon repas, elle eut des douleurs abdominales avec vomissements et diarrhée. Une tumeur fut découverte dans le flanc gauche, occupant la majeure partie du pelvis. L'opération fut décidée, mais un délai de 48 heures était nécessaire avant d'opérer. La laparotomie fut faite ; on trouva que la tumeur était une rate déplacée dont le pédicule était tordu, ce qui avait causé la rupture de l'organe. Ligature du pédicule, la rate est enlevée. Lavage de la cavité abdominale à l'eau tiède, suture, drainage. Dans le soir, la malade tombe dans un état de stupeur, est saisie d'une convulsion classique et meurt.

La rate avait quatre fois son volume normal ; plutôt molle ; le pédicule est en bon état ; il n'y avait pas eu d'hémorragie.

Observation X

D'après Lieffring. Thèse de Paris, 1894.

Femme, 25 ans, bonne santé antérieure ; en décembre, inappétence, douleur dans le côté droit, au niveau de la région scapulaire ; une semaine après, douleurs névralgiques, dyspnée, anorexie.

Le 22 avril, examen après éthérisation ; dans le bassin, se trouve une masse qui refoule l'utérus à droite et en avant ; cette masse est irrégulièrement lobulée et dure comme un fibrome ; elle n'a pas de connexion intime avec l'utérus ; il semble cependant que les deux soient reliés par le ligament large. La tumeur a le volume d'une grosse orange, et ne peut être refoulée en dehors du bassin. Diagnostic : fibrome de l'ovaire.

Le 22 mai, cœliotomie. On trouve une rate enclavée dans l'excavation, reliée à l'épigastre par un large pédicule. Assez péniblement on la désenclave et on la replace dans l'hypocondre gauche, espérant qu'une inflammation adhésive, consécutive à l'opération, va la fixer en situation normale.

Le 5 juin, la malade éprouve des sensations identiques à celles qu'elle avait autrefois. Elle est énervée et éprouve des douleurs dans le dos.

On constate que la rate est retombée dans l'excavation. Plaçant la malade dans la position génu-pectorale, on dégage la rate de l'excavation. Mais, les jours suivants, elle y retombe. Aussi se résout-on à la fixer à la paroi abdominale et à déterminer, par un tamponnement iodoformé, la production d'une cicatrice épaisse et solide. Dans ce but, on fait, à un pouce du rebord costal, une incision longue de trois pouces, et l'on amène la rate dans la plaie. Le pédicule est tordu une fois ; soutenant la rate avec une lumière de gaze, on renonce, après examen, à la fixer, la friabilité de sa capsule semblant s'y opposer. Splénectomie après ligature du pédicule en six nœuds. Réduction du pédicule cautérisé. Guérison. La rate était triplée de volume. Quatre mois après, la malade continue à aller bien.

OBSERVATION XI

Richelot, janvier 1894.

Le 24 janvier, entrait à l'Hôpital Saint-Louis une femme de 27 ans, portant une tumeur abdominale douloureuse.

Elle avait mené à bien deux grossesses ; son dernier accouchement remontait à trois ans. Depuis, elle souffrait du ventre et passait au lit la moitié de sa vie. Elle présentait des symptômes de compression des organes pelviens sans troubles fonctionnels de l'utérus.

La palpation montre une tumeur hypogastrique arrondie et mobile. Au toucher vaginal, on perçoit dans le Douglas une masse mobile, par rapport à l'utérus. On fait le diagnostic de fibrome.

La cavité abdominale ouverte, on s'aperçoit qu'il s'agit de la rate triplée de volume, et dont l'extrémité supérieure est dans la fosse iliaque droite. La face interne coiffe l'utérus.

Il y a des adhérences partout ; l'extrémité inférieure avait entraîné la queue du pancréas, et à l'extrémité adhérait l'appendice. On détruisit facilement toutes les adhérences, et on fait la splénectomie. Suites de l'opération normales.

OBSERVATION XII

Pozzi, *Bulletin Société de Chirurgie*, 15 au 29 juillet 1903.

Une femme entre à l'hôpital, pour une tumeur du petit bassin, diagnostiquée tumeur intra-ligamentaire. La laparotomie montre que cette tumeur était située entre la vessie et l'utérus, et coiffée de l'épiploon, auquel elle adhérait. Elle avait un pédicule dirigé en arrière et en haut. On fait l'extirpation de la tumeur, et l'examen histologique montre l'aspect du stroma trabéculaire de la rate, mais sans corpuscules de Malpighi. Pozzi croit à ce moment qu'il s'agit de la rate, car la malade avait eu des accès de paludisme avec hypertrophie paludéenne.

Un mois auparavant, cette femme avait eu des phéno-

mènes fébriles, avec signes de pelvipéritonite. Suites opératoires normales.

Un mois après l'opération, cette femme s'empoisonne
avec du sublimé. L'autopsie montre l'absence de rate.

Observation XIII

Arthur Lewis et M. D. Ekin, in *British Medical J.*, 1907
(Traduits de l'anglais par notre ami le Docteur Aymès)

La malade est une domestique, âgée de 21 ans. Trois
mois avant, elle avait constaté, à l'abdomen, une tumeur,
d'abord limitée à la région iliaque, qui grossit rapidement, et occasionne des douleurs très vives à la partie
inférieure de l'abdomen. Elle continue cependant son travail, et se met à souffrir de plus en plus ; en même temps,
tout aliment est immédiatement vomi. Cet état dure une
semaine, avant qu'elle ne vînt me consulter.

Examen. — L'abdomen est celui d'une femme enceinte
de six mois. A la palpation, la tumeur est mobile. Sur
le bord supérieur, on sent un sillon, comme dans une rate.

Menstruation régulière ; dernières règles il y a quinze
jours.

Température normale. Pulsations nombreuses et rapi-
des.

Au toucher, on sent une masse dans le cul-de-sac droit.

Le docteur Fenn la voit avec nous et nous fîmes le diagnostic de tumeur ovarienne à pédicule tordu, et décidâmes
de l'envoyer à l'infirmerie.

Opération. — Au moment de son entrée, la température
s'élève à 39 degrés ; le pouls, à 120, est très faible. Elle
semblait être dans le collapsus. On décide de l'opérer. En

ouvrant l'abdomen, on trouve que la tumeur était une rate
hypertrophiée et congestionnée, avec un long pédicule tordu. On fit la splénopexie.

Résultats. — La cicatrice guérit par première intention,
mais cinq jours après, il y eut de la phlébite de la jambe
gauche. Cette phlébite disparut progressivement et, un
mois après, elle pouvait sortir. Au bout d'une semaine,
elle présenta du collapsus, et mourut en moins de six
heures. A la nécropsie, on trouve la rate en bonne position. La mort était due à la thrombose des veines mésentériques.

OBSERVATION XIV

(Kadygroboff. — Chirourghia, janvier 1908)

L'auteur a eu l'occasion d'observer un cas de rate mobile, dont le pédicule s'était tordu. Il s'agit d'une malade
de 22 ans, enceinte de trois mois, qui ressentait de vives
douleurs abdominales. S'étant soumise au traitement d'une
avorteuse, elle avorta dans les huit jours ; mais les douleurs du ventre continuant, elle se décida, au bout de quatre mois, à entrer à l'hôpital. On constata alors dans l'abdomen, en bas et à droite, une tumeur ovoïde, du volume
d'une tête d'adulte, élastique, peu mobile. Par le toucher
vaginal, on sentait le pôle inférieur sans connexions avec
l'utérus.

La laparotomie permet de découvrir une tumeur consti-
tuée par la rate, très augmentée de volume, descendant
dans le petit bassin. Le pédicule est tordu quatre fois ;
on rompt des adhérences, on fait la ligature du pédicule
et la splénectomie. La guérison se fait sans accident.

La rate pesait 1.310 grammes ; sa couleur était jaune

rougeâtre à la coupe. Au microscope, pas de traces de la structure normale de la rate, mais des signes d'infarctus ancien.

OBSERVATION XV

(Orsos Peïs. — Virchow's Archiv., tome 97)

Une femme de 21 ans présentait, depuis sa dernière grossesse, c'est-à-dire depuis trois ans, des phénomènes abdominaux douloureux, ayant leur point de départ dans l'hypocondre gauche. On sentait, au niveau du détroit supérieur, une tumeur résistante, mobile dans tous les sens, mais adhérente à l'utérus.

Cette tumeur devient douloureuse, en même temps qu'on observe des phénomènes généraux : fièvre, frissons, vomissements. Après laparotomie, on trouve la rate, cinq fois plus grosse que d'habitude, avec un long pédicule, ayant effectué une torsion de 360 degrés ; la rate est reliée à l'utérus par des adhérences, que l'on rompt facilement.

On fait la splénectomie, et la malade guérit.

A l'examen de la tumeur, on trouve les veines du pédicule thrombosées ; le parenchyme splénique est détruit par places, par des infarctus jaunâtres et, par suite, anciens.

OBSERVATION XVI

Mac Donald et W.-A. Mackay (Huelva)
The Lancet, 25 septembre 1909

Il s'agit, dans le cas cité par ces deux auteurs, d'une femme de 25 ans, anémique, paludéenne, multipare, se plaignant de coliques, nausées, avec fréquence de la miction.

Les accidents ont débuté il y a sept mois. Un mois après un accouchement, elle eut une crise intense, avec vomissements bilieux et oligurie. Les crises sont revenues depuis, moins intenses, avec pollakiurie.

L'examen physique révèle une tumeur située à droite et au-dessous de l'ombilic, mobile en haut, en bas et à gauche, jusqu'au-delà de la ligne médiane, peu sensible à la douleur lors de la palpation.

Le diagnostic fut : rein mobile.

Peu après l'examen, le 8 juin, il y eut une crise violente jusqu'au 12 ; puis, deux jours de répit ; ensuite, une crise le 13, la tumeur s'étant immobilisée dans la fosse iliaque droite, et étant très augmentée de volume et fort sensible à la pression. Le 17, la malade a le facies péritonéal, un pouls à 140, sans fièvre. Le diagnostic fait fut celui de torsion du pédicule rénal.

On pratique une intervention.

On fait une incision sur la partie saillante de la tumeur ; il s'écoule du péritoine un liquide inodore et citrin ; la tumeur est rouge-foncé, recouverte de fausses membranes blanchâtres. L'extrémité supérieure est adhérente à l'épiploon ; l'inférieure est fixée dans le petit bassin, à côté de l'utérus. Les deux pôles libérés, on amène la rate, avec un pédicule présentant deux tours de spire. Au pédicule, adhèrent le grand épiploon et une rate accessoire.

La rate mesure 24 cent. sur 14, et pèse 1290 grammes.

Elle présente deux volumineux infarctus. Les vaisseaux du hile sont remplis de caillots.

Observation XVII

Chandelux, *Lyon Médical*, année 1900

Chandelux a opéré une malade, âgée de 42 ans, qui, un mois avant son entrée, avait de violentes douleurs dans le ventre et dans la fosse iliaque gauche. A l'examen, cette région, ainsi que l'hypocondre, étaient le siège d'une tuméfaction dure, sans lobulation, et la première impression fut celle d'un kyste ovarique tordu. Pendant l'anesthésie, on constata que la tumeur n'était pas globulaire, mais aplatie, et l'on pensa à la rate ; mais le bord était convexe et sans incisures. Laparotomie médiane ; issue d'un peu de liquide séro-hématique. La rate tordue se présentait par sa face convexe ; l'extirpation en fut facile. Les suites de l'opération furent simples.

Observation XVIII

Rivet, *Gazette Médicale de Nantes*, janvier 1910

La malade est une femme âgée de 37 ans. Bien portante habituellement, elle éprouve, dans la nuit du 2 juin 1909, des douleurs de ventre. Le 10, seulement, elle fait appeler un médecin, qui constate dans le flanc droit une tumeur volumineuse.

Le 12, cette tumeur a grossi et occupe la fosse iliaque droite. Le sommet remonte jusqu'au foie, le bord interne atteint l'ombilic. Au toucher, le pôle inférieur est dans le cul-de-sac antéro-latéral droit ; l'utérus est basculé en arrière.

Les mouvements communiqués à la masse se transmettent légèrement à ce dernier organe. A la palpation, la

— 61 —

tumeur est de consistance ferme, un peu élastique, peu mobile.

Pas d'autres symptômes. Etat légèrement nauséeux. L'auteur pense à un kyste du mésentère, ou à une tumeur annexielle ou utérine. Le 15, la tumeur est médiane, plus mobile, augmentée de volume.

Intervention. — Incision médiane sous-ombilicale. On trouve la rate, non adhérente, avec un peu d'ascite. Le pédicule est gros comme le pouce, tordu deux fois et demi sur lui-même. La rate pèse 1.830 grammes, vide de sang.

Splénopexie facile ; suites opératoires normales.

OBSERVATION XIX

Archibald Maclaren. — Cité par la *Revue de Chirurgie*, de septembre 1910

Archibald Maclaren communique deux observations, dont une personnelle concerne une femme de 51 ans, à laquelle il avait enlevé, en 1900, l'appendice, et qui, en 1907, tombe sur le ventre du haut d'une chaise. Peu après, elle présente de la dyspnée et des palpitations. En 1909, elle a de la diarrhée sanglante et des douleurs pelviennes.

A l'examen, on trouve une tumeur irrégulière, immobile, siégeant à droite de l'utérus.

L'opération est simple, de même que les suites opératoires.

Le pédicule avait une longueur de 25 centimètres, avec deux tours de spire, d'ailleurs peu serrés, car les vaisseaux étaient perméables et la rate normale.

(A propos de la physiologie pathologique, nous avons cité des chiffres empruntés à cette observation.)

Observation XX

(Personnelle)

E. A..., repasseuse, âgée de 35 ans, entre à la salle du Vair, avec le diagnostic de kyste de l'ovaire à pédicule tordu. Nous trouvons dans ses antécédents une fièvre typhoïde et des accès paludéens.

Réglée à 17 ans.

Mariée à 19 ans.

Un accouchement difficile. Pas d'avortement. Toujours bien réglée.

Il y a sept mois, la malade se croit enceinte, et pendant six mois, la malade sent une sensation de pesanteur, sans aucune douleur. Il y a cinq semaines environ, la malade est prise de vomissements et de douleurs dans le ventre. Elle entre à l'hôpital huit jours après le début de ces douleurs.

La malade n'a jamais accusé de ténesme vésical ou rectal, ni de rétention d'urine. Les règles sont régulières, mais très peu abondantes.

Pas de troubles des autres organes.

A son entrée à l'hôpital, la malade présente le faciès ovarien de Spencer Wells.

A l'examen, le ventre de la malade pointe en avant ; les téguments sont distendus ; l'ombilic est étalé.

A la palpation, on sent une tumeur arrondie, lisse, douloureuse, située à gauche.

A la percussion, matité de la tumeur.

Au toucher, on sent une ascension du col utérin, avec déviation de l'utérus à droite. Les mouvements communiqués à la tumeur ne se communiquent pas à l'utérus.

Pendant les cinq premiers jours d'hôpital, la malade présente une réaction péritonéale nette. Faciès grippé ; pouls à 130 ; douleur vive, vomissements fréquents. On fait de la spartéïne, de la strychnine et du sérum ; au bout de cinq ou six jours, les phénomènes douloureux s'amendent, la température tombe, et le faciès redevient normal.

Opération le 24 novembre. — On tombe sur une masse blanchâtre, demi-fluctuante. On détruit facilement les adhérences et on trouve un tissu friable, en bouillie, de consistance semi-liquide, de couleur brun-rougeâtre. Pour l'extraire, on doit aller jusque sous le diaphragme.

Extraction, après ligature du pédicule. On cherche alors les connexions, et on ne trouve aucune relation avec les organes génitaux.

Cette tumeur présente l'aspect d'un placenta et on pose le diagnostic de grossesse péritonéale.

Examen de la tumeur. — A la coupe, la tumeur offre l'aspect et la couleur de la rate. La partie périphérique est en bouillie ; la partie centrale ressemble à du tissu splénique.

Au point de vue microscopique, on trouve par endroits la structure trabéculaire de la rate, sans corpuscules de Malpighi.

On trouve des foyers hémorragiques et, par endroits, des foyers de nécrose.

Suites opératoires. — Le lendemain, ni fièvre, ni choc opératoire. Cicatrisation par première intention. La malade sort guérie.

CONCLUSIONS

I. — La torsion du pédicule de la rate n'est pas exceptionnelle. Les observations qui se multiplient chaque jour le prouvent.

On peut, en certains cas, et malgré l'absence de preuves anatomiques, admettre des torsions temporaires du pédicule de la rate ectopique, en raison de symptômes : douleurs vives, péritonisme, augmentation de la tumeur, qui se produisent subitement.

II. — Les lésions dues à la torsion chronique de la rate portent sur :

a) Le pédicule, tordu, et ses vaisseaux : thrombose et endartérite ;

b) La rate : dégénérescence, sclérose, infarctus hémorragiques, rupture, gangrène ;

c) Les organes voisins : péritonite adhésive, péritonite septique, étranglement intestinal.

III. — Des symptômes que nous avons énumérés, aucun n'est pathognomonique, mais, en présence d'une tumeur donnant lieu aux signes que nous avons indiqués, on devra désormais penser à la torsion du pédicule de la rate.

IV. — Ainsi, le diagnostic de cette affection, qui n'a jamais été fait. avant ouverture de l'abdomen, pourra l'être dans certains cas.

V. — La torsion chronique forme bien une espèce clinique spéciale ; c'est surtout dans ces cas qu'on pourra faire le diagnostic.

VI. — Le pronostic, sombre pour les anciens auteurs, ne nous paraît plus aussi sévère. Sauf dans les cas où des complications (gangrène, hémorragie, péritonite septique) viendront aggraver l'affection, un traitement approprié amènera la guérison dans la plupart des cas, comme le prouvent les statistiques citées.

VII. — Il convient d'agir par la splénectomie, la splénopexie étant sans objet, puisque portant sur un organe inutilisable et exposant presque fatalement aux récidives.

INDEX BIBLIOGRAPHIQUE

Azzurini et Trinci (U.). — Studio di un caso di torsione lenta del peduncolo in una milza mobile. Clin. Med. Firenze, 1906, XII, 229-234.

Albert. — Rate mobile. Torsion du pédicule. Réaction péritonique. Splénectomie. Guérison. Verhandl. d. ges.

Archibald Maclaren. — Rate mobile à pédicule tordu. Société de langue anglaise. Association américaine de chirurgie, Washington, 25 mai 1910. Analyse in Revue de Chirurgie, septembre 1910, p. 676.

Büdinger (K.). — Ueber Stieldrehung der Milz und die Aetiologie der Wandermilz. Wien. Klin. Wochenschr., 1903, XVI, 269-273.

Bond (Y.-H.). — Splenectomy for floating spleen with strangulated pedicle. Weckly. M. Rev., St-Louis, 1889, XIX, 393-396.

Bartera (N.). — Sopra un caso di necrosi totale della milza caduta et torta sul peduncolo. Policlin., Roma, 1909, XVI, 942-945.

Besnier (E.). — Art. « Rate ». Dictionnaire encyclopédique des Sciences Médicales. Dechambre, 3ᵉ série, tome 2, Paris, 1874, p. 380-568.

Bureau (P.). — De la torsion du pédicule dans l'ectopie de la rate. Gazette hebdomadaire de Médecine et de Chirurgie, Paris, 1896.

CHANDELUX. — Splénectomie pour rate mobile avec torsion du pédicule. Bulletin Société de Chirurgie de Lyon, 1900, III, p. 92.

CECCALDI. — De l'exploration de la rate et de ses résultats cliniques. Thèse de Lyon, 1898.

CORRENSON (H.). — Quelques recherches sur les déplacements de la rate. Thèse de Paris, 1876.

CONKLIN (W.-G.). — Ectopie de la rate, torsion du pédicule, splénectomie, guérison. Medical Record, 1874, p. 103.

COEN (G.). — Splenectomia per milza ectopia ipertrofica da malaria torta sul peduncolo. Suppl. al Policlin., Roma, 1902, VIII, 1225-1231.

DOGLIOTTI. — Torsion du pédicule d'une rate flottante. Gazetta medica di Torino, 13 juillet 1896.

DAVOT (Dr). — Ectopie de la rate avec torsion de son pédicule ; accidents péritonéaux à évolution lente. Splénectomie. Guérison. In thèse de Morault, Bordeaux, 1896.

DARTEUILLE (Ch.). — Déplacements de la rate avec torsion du pédicule. Thèse de Paris, 1894-95.

ELIAS. — Hernie traumatique de la rate. Extirpation. Guérison. Gaz. Méd. de l'Orient, Constantinople, 1873-74, XVII, 148.

FISCHER (A.) (Darmstadt). — Un nouveau cas de torsion de la vésicule biliaire. Berlin. Klinich. Wochenschr., tome XLVII, n° 39, 26 septembre 1910, page 1784.
— Analyse in Journal de Chirurgie, novembre 1910, 601.

GLASCOW. — Rate mobile. Laparotomie. Reposition. Insuccès. Splénopexie impossible. Splénectomie. Guérison. Trans. of american of obst. and gynec., Philadelphia, 1891, p. 238.

GERSUNG. — Ueber die indicationen zur laparotomie wegen acuter processe. Wiener medizinischen presse, 1888, p. 52.

HUNTER (J.-W.). — The resultat of splenic removal with the report of succesful renoval of a wandering spleen with a twisted pedicle, occupying the left ilhac region, with perisplenitis and necrosis of the pulp. Ann. J. M. So. Phila. and New-York, 1905, M. S. CXXIX, 609-616

HARTMANN. — Sur une observation de splénectomie pour torsion du pédicule de la rate, suivie d'accidents de péritoine aigus. Bull. Soc. Chir., 1894, t. XX, 348.

HEURTAUX. — Rate déplacée dans la fosse iliaque et à pédicule tordu, splénectomie, 1894, Bull. Soc. Chir., XIX, p. 752.

— Ectopie de la rate avec torsion du pédicule. Bull. Soc. Chir., 27 décembre 1893.

JEANNEL (M.). — Art. « Rate ». Dictionnaire de Médecine et de Chirurgie pratique (Jaccoud), Paris, 1881, tome 30, p. 479-505.

KAKELS (M.). — Hypertrophic wandering of spleen with torsion of the pedicle. New-York, M. J., 1907, 639-642.

KADIGROBOFF (B.-A.). — Twisted pedicule of a wandering spleen. Kirurgia. Mosk., 1908, XXIII, 5-19. Analyse in Journal de Chirurgie, 1908, I, p. 72.

KING. — Rate énorme mobile. Torsion du pédicule. Mort. Pas d'intervention. Medical Record, N.-Y., 1876, t. XI, p. 347

KŒRTE (W). — Rate flottante, torsion du pédicule, occlusion intestinale consécutive. Berlin, Klin. Woch., 11 septembre 1893.

Klein. — Rate mobile, Autopsie. Munch med. Woch., 29 oct. 1889, numéro 44, p. 751.

Kuss-Duval. — Traité de physiologie.

Lewis (A.-J.). — Wandering spleen British Med. Journal London, 1907, 1237.

Lawrason. — Rate mobile, pédicule tordu. Ablation. Guérison. New-Orléans Med. and Surgical Journal, 1888-89, t. XVI, p. 351.

Lieffring (Emile). — De l'ectopie de la rate. Thèse de Paris, 1893-1894.

Ledomski (V.-L.). — Wandering spleen with twisted pedicle and intestinal volvulus. Kirurgia Moscou, 1908, XXIV, p. 559-576.

Legros (Ch.) et Robin (Ch.). — Art. « Rate », Dictionnaire encyclopédique des sciences médicales (Dechambre). Paris, 1874.

Mac Graw (T.-A.). — A case of excision of a dislocated spleen and subsequent expectoration.of the ligature of the pedicle. Medical Record, New-York, 1888. XXXIII, 709-711.

Malins (E.). — Rotation de la rate, extirpation, guérison. The Lancet, 1894, p. 627.

Martin. — De la structure de la rate et de ses altérations pathologiques. Gaz. hebd. Médec., Paris, 1855, p. 314.

Morcault (Ch.-J.-M.-J.). — De la torsion du pédicule dans l'ectopie de la rate. Thèse de Bordeaux, 1895-96.

Morat (J.-J.) et Doyon (M.). — Traité de physiologie. Paris, 1900, Masson, éditeur.

Macdonal (J.) et Mackay (W.-A.). — A case of acute torsion of a wandering spleen ; splenectomy : Recovery, Lancet, London, 1909-11-917. Analyse in Journal de chirurgie, 1909, p. 587.

Mac Laren (A). — Wandering spleen : report of case with twisted pedicule, producing a tumor in the pelvis. Ann. surg. Phila., 1910-11-834-836.

Marasco (G.-D.). — Ernia strozzata della milza. Giorn. internat di med. Napoli, 1909-XII, 563-569.

Matas (R.) (de la Nouvelle-Orléans). — Rate mobile à pédicule tordu (Association américaine de chirurgie, Washington. 3-5 mai 1910 (Annals of Surgery).

Orsas (P.). — Contribution à l'étude de la rate flottante et de la splénomégalie (Virchow's Archiv. Tome CXCVII, fasc. I, p. 91-112, 4 fig.). Analyse in journal de chirurgie, 1909, p. 333.

Parlavecchio (G.). — Splenotomie per affezioni rare. Contributo alla chirurgia della milza. Suppl. al Polic., Roma, 1900, VI, 269-297.

Penrose. — A case of splenectomy British Medical Journal, London, 4 août 1890, p. 2 (supplément).

Pigache et Wormser. — Topographie du pédicule de la rate. Bulletin et mémoires de la Société anatomique de Paris. Nov. 1909, numéro 9.

Prochownitch. — Rate mobile. Torsion du pédicule. Splénectomie. Guérison. Deutsch. Med. Woch., 1883, p. 479.

Piquand. — Le pédicule vasculaire de la rate. Le Progrès Médical, 1910, 4 juin.

Paterson (P.). — Two rare surgical conditions (1). A case of acute torsion of the splenic pedicle, recovery after splenectomy (2) and a case of floating liver cured by operation. Lancet London, 1909-II-1496. Analyse in Journal de Chirurgie, p. 93.

Portal. — Anatomie Médicale, T. V. Anatomie of pathologie de la rate, Paris 1803.

Peltier (G.). — Pathologie de la rate. Thèse de Paris, 1871.

Quénu. — Traité de Chirurgie Duplay-Reclus.

Rudolph Matas. — Observations de deux cas de rate ectopiée dans le petit bassin, à pédicule tordu. Société de langue anglaise, Association américaine de Chirurgie, Washington, 3-5 mai 1910. — Analyse in Revue de Chirurgie, septembre 1910, p. 671.

Reuterskiold (A.). — A case of hypertrophic splenic tumor with pelvic torsion.

Vestberg (A.). — Upsala hükareff Förh. 1907-8-355-377.

Richelot. — Ectopie de la rate. Torsion du pédicule. Splénectomie. Guérison. Bull. Académie Médecine, 13 juin 1893.

Runge (M.). — Extirpation d'une rate ectopiée avec torsion du pédicule. Berl. Klin. Wochensch., 22 avril 1893.

Rivet (A.). — Rate hypertrophiée flottante avec torsion du pédicule ; splénectomie, guérison. Gazette Médicale de Nantes, 1910, 21-26.

Rokitanski. — In Küchenmeister ueber Wandermilz. Uschr. für Chir. and Gebursh, Leipsig, 1864, p. 323.

Revue Internationale de Chirurgie, tome VI, p. 352.

Syme (G.-A.). — Case of movable spleen with rotated pedicle : splenectomy. Intercolon. M. J. Australas, Melbourne, 1905, X, 319.

Sutton (B.). — Rate mobile. Torsion du pédicule. Laparotomie. Reposition de la rate. Nouvelle torsion. Splénectomie. Guérison. British Med. Journ., 1892, t. 1334.

Tholozan (D.). — Considérations et observations sur le cas de mort où les altérations de la rate prédominent, pour servir à l'histoire générale des maladies de cet organe. Arch. gén. de Médecine, quatrième série, t. XX, p. 207.

Terrier. — Rapport à la Société de Chirurgie. Bulletin du 11 avril 1894.

Ulmann. — Milzextirpation wegen stieltorsion der Wandermilz. Klin. thérap. Wochensch., Wien., 1903, X, 41-44.

Vincent et Cabanes. — Ectopie splénique dans la fosse iliaque droite, avec torsion du pédicule. Splénectomie. Bull. Médical de l'Algérie, Alger, 1904, XV, 339.

Villar (Fr.). — « Maladies de la rate », Traité de Chirurgie de Le Dentu et Delbet.

Viault et Jolyet. — Traité de physiologie.

Zucchi. — Torsion du pédicule de la rate. Gaz. Méd. ital. Lomb., Milano, 1848, p. 151-153.